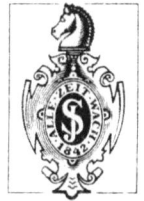

G. Sitzer K. Sproedt

Gebührenhandbuch für Nervenärzte

EBM-Kommentar für Neurologen und Psychiater

2. Auflage

Springer-Verlag Berlin Heidelberg
New York London Paris Tokyo Hong Kong

Prof. G. Sitzer
Neuenkirchener Straße 62, D-4830 Gütersloh

Dr. K. Sproedt
Oststraße 24, D-4400 Münster

1. Auflage erschienen bei Fa. Farmitalia, Freiburg

ISBN-13: 978-3-540-51714-6 e-ISBN-13: 978-3-642-75080-9
DOI: 10.1007/978-3-642-75080-9

Dieses Werk ist urheberrechtlich geschützt. Die dadurch begründeten Rechte, insbesondere die der Übersetzung des Nachdrucks, des Vortrags, der Entnahme von Abbildungen und Tabellen, der Funksendung, der Mikroverfilmung oder der Vervielfältigung auf anderen Wegen und der Speicherung in Datenverarbeitungsanlagen, bleiben, auch bei nur auszugsweiser Verwertung, vorbehalten. Eine Vervielfältigung dieses Werkes oder von Teilen dieses Werkes ist auch im Einzelfall nur in den Grenzen der gesetzlichen Bestimmungen des Urheberrechtsgesetzes der Bundesrepublik Deutschland vom 9. September 1965 in der Fassung vom 24. Juni 1985 zulässig. Sie ist grundsätzlich vergütungspflichtig. Zuwiderhandlungen unterliegen den Strafbestimmungen des Urheberrechtsgesetzes.

© Springer-Verlag Berlin Heidelberg 1989

Die Wiedergabe von Gebrauchsnamen, Handelsnamen, Warenbezeichnungen usw. in diesem Werk berechtigt auch ohne besondere Kennzeichnung nicht zu der Annahme, daß solche Namen im Sinne der Warenzeichen- und Markenschutz-Gesetzgebung als frei zu betrachten wären und daher von jedermann benutzt werden dürften.

Produkthaftung: Für Angaben über Dosierungsanweisungen und Applikationsformen kann vom Verlag keine Gewähr übernommen werden. Derartige Angaben müssen vom jeweiligen Anwender im Einzelfall anhand anderer Literaturstellen auf ihre Richtigkeit überprüft werden.

Satz: Elsner & Behrens GmbH, Oftersheim

2119/3140-543210 - Gedruckt auf säurefreiem Papier

Vorwort

Seit dem 1. 10. 1978 besteht der „Einheitliche Bewertungsmaßstab" (**EBM**). Der EBM brachte eine völlige Neufassung und Bewertung der Leistungsziffern, die z. T. einen erheblichen Einschnitt für den niedergelassenen Nervenarzt bedeuteten.

Einem weiteren Problem steht der niedergelassene Nervenarzt dadurch gegenüber, daß die Sonderleistungen bisher einem ständigen Punktwertverfall unterlagen und somit die Kalkulation einer Wirtschaftlichkeitsberechnung für den gerade niedergelassenen Nervenarzt äußerst schwierig ist.

Mit der Neufassung der Gebührenordnung für Ärzte (EBM), die am 1. 4. 1989 in Kraft trat, war eine Überarbeitung des bisherigen Gebührenhandbuches für Neurologen und Psychiater notwendig geworden. Aufgrund vieler Hinweise aus der Leserschaft haben wir die Fallbeispiele neu formuliert und insbesondere den psychiatrisch/psychotherapeutischen Teil für den Praxisalltag neu überarbeitet.

Für die Interpretation der einzelnen Grundleistungen, Sonderleistungen und Laborleistungen wurden verschiedenste Kommentare mit herangezogen, darüber hinaus jedoch die Erfahrung in der fast 2jährigen Erprobungsphase miteingearbeitet. Bewährt hat sich die Aufstellung des Berufsverbandes Deutscher Nervenärzte auf den Ausschluß oder die Möglichkeit von bestimmten Ziffernkombinationen, die ebenfalls aktualisiert wurde. Als Grundlage für die Erläuterungen und Bemerkungen zu den einzelnen Positionen wird wiederum der Kommentar von H. Wetzel und R. Liebold als vollständig angesehen. Die mit der Neufassung des EBM eingetretenen Änderungen wurden besonders herausgehoben.

Gütersloh/Münster, im Herbst 1989   G. Sitzer
                                      K. Sproedt

Allgemeine Bemerkungen zum EBM im Vergleich zur alten Gebührenordnung BMÄ und E-GO

1. Es gilt, daß Leistungen als selbständige Leistungen nur dann berechnungsfähig sind, wenn sie nicht Bestandteil einer anderen Leistung sind.
Neu ist der Zusatz, daß eine Leistung nur dann berechenbar ist, wenn sie vollständig erbracht wurde, d. h., daß ein komplettes Organsystem untersucht werden muß, damit z. B. die Nr. 61 angesetzt werden kann bzw. der gesamte neurologische Status bei der Nr. 800 (s. hierzu auch Anmerkungen zu Nr. 800).

2. Neu ist auch bei den Praxisunkostenregelungen, daß nunmehr Einmalinfusionsnadeln erstattungsfähig sind und somit über den Sprechstundenbedarf bezogen werden können.
Dies würde für Braunülen oder auch Butterflysysteme gelten.

3. Besonders hervorzuheben ist die Erstattungsfähigkeit der Telefonkosten bei der Rücksprache mit Krankenhausärzten im Zusammenhang mit Krankenhauseinweisungen.

4. Kopien vom Befund sind berechnungsfähig, wenn sie weitergeleitet werden an den mitbehandelnden Arzt, den konsiliarisch tätigen Arzt sowie den im Krankenhaus tätigen Arzt, darüber hinaus dem Vertrauensarzt. Die Berechnung erfolgt je Seite, z. B. 7140 · 5.

5. Entgegen der früheren Regelung ist jetzt das Briefporto auch für die RVO-Kassen berechenbar.

6. Neu ist die Wegepauschalenregelung für den RVO- und Ersatzkassenbereich (s. Erläuterung im Anhang).
Wichtig ist, daß der Kassenarzt verpflichtet ist, die Entfernungsbestimmung selbst vorzunehmen.

Anwendung und Auslegung der Gebührenordnung

Ziffer	Beratungen	Punktwert

 Beratung auch mittels Fernsprecher **80**

Kommentar:
Beratung nach Nr. 1 im Behandlungsfall nur einmal generell neben Sonderleistungen berechnungsfähig

z. B. wie früher:
1. 253,
2. 1,
3. 1,
4. 827;

jetzt:
1. 1,
2. 1,
3. 1-802;

bisher:
Nr.1 nur zusammen mit erster Leistung abrechnungsfähig. Für die Berechnung der Nr. 1 gilt:
1. eine persönliche Beratung eines Patienten durch den Arzt selbst,
2. indirekte Beratung eines Patienten über eine 3. ermächtigte Person durch den Arzt selbst, z. B. bei erheblich eingeschränkten körperlichen und geistigen Funktionen,
3. partielle Inaugenscheinnahmen, Anhörungen, Erörterungen und Gespräche mit Patienten,
4. kleine diagnostische und therapeutische Maßnahmen.

Nicht abrechenbar ist die Nr. 1
- beim Wiederholungsrezept, Überweisungsschein oder bei einem anderen Kassenformular,
- wenn nur die Helferin tätig ist,
- wenn der Patient sich in stationärer Behandlung befindet.

Hinweise:
Die telefonische Beratung, auch des Angehörigen, der Betreuungsperson (Altersheim) sowie des mitbehandelnden Arztes gehört hierzu. Bei telefonischem Umgang mit Institutionen (Sozialamt, psychosoziale Einrichtungen) oder Privatpersonen (Mitarbeiter in therapeutischen Wohngemeinschaften oder Selbsthilfegruppen, Logopäden, Krankengymnasten, Ergotherapeuten) ist an den Ansatz der Position -12- sowie -836- zu denken. Bei psychisch Kranken kommt die Position -835- (Führung der Bezugsperson) in Frage.
Bei Auftragsleistungen kann eine Beratung grundsätzlich nicht abgerechnet werden. Ergibt sich bei Auftragsleistungen aus den Besonderheiten der Durchführung ausnahmsweise die Notwendigkeit einer Beratung unmittelbar durch den ausführenden Arzt, kann diese nur nach Nr. 1 unter Angabe der Diagnose oder des Befundes mit entsprechender Begründung abgerechnet werden.

Beispiel:
Feststellung eines raumfordernden Prozesses durch die EEG-Untersuchung mit Besprechung der operativen Konsequenzen.

Neu:
Mehr als eine Beratung an einem Tag kann nur dann berechnet werden, wenn sie durch die Beschaffenheit des Krankheitsfalles geboten war. Die Abrechnung ist neben der *Uhrzeitangabe* besonders zu begründen.

Erklärung: Bei 2maligen Anrufen und Abrechnung der Nr. 1 ist beim 2. Mal die Uhrzeitangabe, aber auch eine Begründung der Beratungsziffer notwendig.

2 *Beratung, auch mittels Fernsprecher, zwischen 19.00 und 8.00 Uhr* **200**
Beratung nach Nr. 2 zwischen 19.00-8.00 Uhr generell abrechnungsfähig.

Bisher:
Beratung außerhalb der Sprechstunde war berechenbar, jedoch Ärzte mit eingeschränkter „Sprechstundenzeit" waren bevorzugt.

3 *Beratung, auch mittels Fernsprecher an Samstagen, Sonntagen und gesetzlichen Feiertagen sowie am 24. und 31. Dezember* **150**
Beratung nach Nr. 3 an Samstagen, Sonntagen, gesetzlichen Feiertagen, einschließlich 24. und 31. Dezember generell abrechenbar; Gleichsetzung von Samstagen und Sonntagen.

4 *Beratung einschließlich symptombezogener klinischer Untersuchung im Bereich* **eines** *Organsystems, z.B. Sensibilität oder Motorik oder Reflexe oder Hirnnerven, Nachuntersuchung bei Karpaltunnelsyndrom, Fazialislähmung sowie Überprüfung koordinativer Leistungen bei psychiatrischer Befunderhebung bzw. psychiatrischer Intervention* **120**

Anmerkung:
Neben der Nr. 4 dürfen nicht die Nummern 1-13, 17-23, 25-30, 60, 61, 70, 800, 801, 850 abgerechnet werden,
aber
820, 825, 826, 830, 835, 840, 841, 845, 846, 847, 851, 855-858, 860-886.

Kommentar:
Bei der Kombination der Nr. 4 mit anderen Nummern ist zu beachten, daß dies nur einmal im Quartal möglich ist.
Die Nr. 4 ist neben der Nr. 820 z.B. an demselben Behandlungstag nicht ausgeschlossen, wenn im

Rahmen der psychiatrischen Erkrankung zusätzlich eine neurologische Symptomatik, z. B. im Sinne einer Lumboischialgie, auftritt.
Die Nr. 4 ist neben der Nr. 825 berechnungsfähig, da die Nr. 4 nicht ausschließlich aus Gesprächen besteht.

5 *Beratung, einschließlich symptombezogener klinischer Untersuchung zwischen 19.00 und 8.00 Uhr* **260**
Die Leistungen nach den Nummern 2 und 5 sind nicht berechnungsfähig, wenn Sprechstunden innerhalb der angegebenen Zeiten abgehalten werden oder Beratungen für diese Zeit vereinbart wurden.

6 *Beratung, einschließlich symptombezogener klinischer Untersuchung an Samstagen, Sonntagen und gesetzlichen Feiertagen sowie am 24. und 31. Dezember* **210**
Der Ausschluß von Kombinationen der Nummern 1-6 mit anderen Leistungen ist der Aufstellung im Anhang zu entnehmen.

8 *Beratung, einschließlich symptombezogener klinischer Untersuchung im Bereich von mehr als einem*
Neu *Organsystem* **150**

Erklärung:
Als Organsysteme gelten die in der Leistungslegende zu den Nummern 60, 61, 800 und 820 genannten Bereiche, z. B. Überprüfung der Sensibilität und Motorik bei einem HWS-Syndrom oder Überprüfung der Stimmungslage und Orientierung bei einem psychotischen Patienten.
Für den Nervenarzt ist also eine teilpsychiatrische oder teilneurologische Untersuchung mit der Nr. 8 abrechenbar.
Neben der Nr. 8 dürfen nicht die Nummern 1-13, 17-23, 25-30, 60, 61, 70, 800, 801 abgerechnet werden, aber
820, 825, 826, 830, 835, 840, 841, 845, 846, 850, 851.

| 10 | Erörterung und Planung gezielter therapeutischer Maßnahmen zur Beeinflussung chronischer Erkrankungen mehrerer Organsysteme, insbesondere mit dem Ziel sparsamer Arzneitherapie, einschließlich Beratung, ggf. unter Einbeziehung von Bezugspersonen, ggf. einschließlich Anfertigung schriftlicher ärztlicher Empfehlungen | 180 |

Neu   Eine mehrfache Berechnung der Nr. 10 im Behandlungsfall bedarf der Begündung.
Neben den Leistungen nach den Nummern 10, 11 und 13 sind die Leistungen nach den Nummern 1-8, 17, 22 und 23 nicht berechenbar.
Von den psychiatrischen Ziffern können neben der Nr. 10 folgende Ziffern nicht abgerechnet werden: 820, 825, 845, 846, 850, 851, 855-858, 860-886.

Kommentar:
Ergibt sich im Laufe eines Quartals die Notwendigkeit, die therapeutischen Maßnahmen zur Behandlung der Erkrankung grundsätzlich und zeitaufwendig zu besprechen, so kann die Nr. 10 erneut angesetzt werden, z. B. bei Epilepsie, M. Parkinson, Migräne, multipler Sklerose, Myopathie, Polyneuropathie, zerebralen Durchblutungsstörungen (mit Begründung). Schwerpunktsmäßig sollen alle chronisch neurologischen Krankheitsbilder hierbei berücksichtigt werden, bei denen psychische Symptome fehlen oder nicht angesprochen werden müssen, da alternativ für psychische Erkrankungen die Nr. 825 angesetzt werden kann.

Bemerkung:
Erörterung bedeutet, die Erkrankung wird dem Patienten erklärt, Zusammenhänge werden erläutert (Rauchen und Bronchitis, Rückenschmerzen und Übergewicht, Bewegungsmangel und Muskelverspannungen).
Planung von Maßnahmen bedeutet zu versuchen, die erörterten Zusammenhänge und deren Ursachen zu beseitigen (z. B. durch Schwimmen, Gymnastik, Gewichtsreduktion, Nikotin- und Alkoholkarenz).

Der gleiche Ablauf gilt auch für *Erkrankung mehrerer Organsysteme.* Hier ändert sich lediglich die Zielgruppe. Multimorbidität finden wir meist in der Geriatrie, auch hier sollen die Zusammenhänge aufgezeigt und Gegenmaßnahmen ergriffen werden (z. B. Schlafprobleme des älteren Menschen).
Die *sparsame Arzneitherapie* ergibt sich fast zwangsläufig aus dem zuvor Gesagten.
Problematisch bei der Nr. 10 ist die Bewertung ihres Ansatzes bei den mentalretardierten Patienten. Hier muß, wie die Praxis täglich zeigt, nicht selten mehrmals eine Erörterung mit dem Patienten (und seinen Angehörigen) über eine Erkrankung stattfinden, die jedesmal den Leistungsinhalt dieser Nummer erfüllen kann.

11 *Erörterung der Auswirkung einer Krankheit auf die Lebensgestaltung in unmittelbarem Zusammenhang mit der Feststellung einer nachhaltig lebensverändernden oder lebensbedrohlichen Erkrankung, ggf. mit Planung eines operativen Eingriffes und Abwägung seiner Risiken und Konsequenzen, einschließlich Beratung, ggf. unter Einbeziehung von Bezugspersonen* **300**

Kommentar:
Es muß sich um eine erstmalige Information des Patienten über eine nachhaltig lebensverändernde oder lebensbedrohende, also schwere Erkrankung handeln, z. B. Erstmaßnahme bei einer geplanten Operation, Bandscheibenvorfall, Hirntumor oder Erstdiagnostik, z. B. Epilepsie, M. Parkinson, multiple Sklerose, Psychose, Polyradikulomyelitits, Myositis, M. Alzheimer.
Die Abrechnung der Nr. 11 kann sich in einem Krankheitsfall kaum wiederholen. Ein erneuter Ansatz ist denkbar, wenn sich der Zustand bei einer Krankheit wesentlich verändert.
Die Nr. 11 kann mehrfach angesetzt werden, wenn dies begründet ist. Auch neue Feststellungen bei längerer Zeit in Behandlung stehenden Patienten

gehören hierzu, z. B. Auftreten von Anfällen oder Feststellung von Metastasen nach Tumoroperationen oder Feststellung, daß der Patient wegen zerebraler Abbauprozesse sich nicht mehr selbst versorgen kann. Die Nr. 11 kann analog wie die Nr. 10 nicht mit den obengenannten Ziffern kombiniert werden. Es geht hier in der Regel um das länger dauernde Gespräch bei dem Vorliegen einer nachhaltig lebensbedrohenden und/oder lebensverändernden Erkrankung. Im Zusammenhang werden sowohl operative Eingriffe, deren Ausführung und Risiken als auch Verhaltensregeln zur künftigen Lebensweise erörtert. Dies alleine, insbesondere ohne das Vorliegen einer nachhaltig lebensverändernden oder lebensbedrohenden Erkrankung, erfüllt noch nicht den Leistungsinhalt der Nr. 11.

12 *Einleitung und Koordination therapeutischer und sozialer Maßnahmen während der kontinuierlichen Betreuung eines körperlich und psychisch behinderten Kindes oder Jugendlichen bis zum vollendeten 16. Lebensjahr, ggf. unter Einbeziehung der Bezugsperson, einmal im Behandlungsfall* **300**

Bemerkungen:
Die Nr. 12 beinhaltet die sozial-psychiatrische Betreuung eines körperlich oder psychisch behinderten Kindes. Hierzu gehören die Beratung der Bezugsperson in Fragen der Erziehung und Ausbildung und zugleich die Koordination mit notwendigen medizintherapeutischen Maßnahmen. Erforderlich ist, daß der die Nr. 12 abrechnende Arzt das behinderte Kind kontinuierlich betreut. Für Jugendliche über das 16. Lebensjahr hinaus bzw. Erwachsene ist die Nr. 836 anrechenbar. Diese Leistungsposition sollte möglichst am Ende des Quartals stattfinden, kann aber auch dann angerechnet werden, wenn Kontakt stattfindet und der Inhalt der Leistung erbracht ist (kontinuierliche Betreuung des psychisch Kranken durch den abrechnenden Arzt).

Nach Auffassung der KBV bezieht sich die Leistung nach Nr. 12 auf eine ständig begleitende Betreuung eines körperlich oder psychisch behinderten Kindes bzw. Jugendlichen in vielfältiger Form. Der Arzt übernimmt hier nicht nur rein medizinische, sondern auch organisatorische und im weitesten Sinne des Wortes auch sozialpflegerische Aufgaben, die sich nicht in Einzelleistungen ausreichend darstellen lassen. Daher ist diese Leistung auch als „Pauschalvergütung" für das Quartal anzusehen. Da das Leistungsziel in der permanenten Koordination liegt, ist das Wort „Einleitung" irreführend.

13 *Erörterung körperlicher und/oder seelischer Krankheitszustände bei Sexualkonflikten, bei Sterilität oder bei Konflikten in der Schwangerschaft, ggf. unter Einbeziehung der Bezugsperson* **250**

Anmerkung:
Bei Sexualkonflikten ist diese Ziffer für Nervenärzte eher zu wählen, da die Nummern 825, 850 und 851 Sonderleistungen sind. Zu beachten wäre jedoch, daß die Nr. 13 nicht neben den Positionen 4 und 8 angesetzt werden kann, im Gegensatz zu Position 825.
Neben der Leistung nach der Nr. 13 sind die Leistungen nach den Nummern 165, 166, 180, 190, 825, 850 und 851 nicht berechnungsfähig.
Neben den Leistungen nach den Nummern 10, 11 und 13 sind die Leistungen nach den Nummern 1-6, 17, 22 und 23 nicht berechnungsfähig.
Die Leistungen nach den Nummern 10, 11 und 13 sind nicht nebeneinander berechnungsfähig.
Die Nr. 13 kommt zum Ansatz, wenn Sexualkonflikte direkt oder über das Partnerschaftsproblem zu körperlichen oder seelischen Störungen führen. Denkbar wären solche Störungen bei Impotenz, Kinderwunsch bei Sterilität oder in der Schwangerschaft nach lange gehegtem Kinderwunsch.

14	Zuschlag zu den Leistungen nach den Nummern 10, 11 und 13 für symptombezogene klinische Untersuchungen	
Neu		**40**

Kommentar:
Durch die Neuaufnahme der Nr. 14 ist es zukünftig möglich, die zusätzlich zur Erörterung nach Nr. 10, 11 oder 13 durchgeführte symptombezogene klinische Untersuchung durch Ansatz der Nr. 14 zusätzlich zur Erörterungsleistung abzurechnen. Die Nr. 14 ist leistungsidentisch mit Nr. 62, mit der derselbe Leistungsinhalt, jedoch im Zusammenhang mit Besuchen und Visiten, abgerechnet wird. Zu beachten ist jedoch, daß Nr. 14 in der Leistungssparte *Beratungen, Visiten,* Nr. 62 dagegen in der Leistungssparte *Eingehende Untersuchungen* erfaßt wird.

Visiten

17	*Visite im Krankenhaus*	**100**
18	*Einzelvisite im Krankenhaus oder auf der Pflegestation (Pflegeheim), dringend angefordert und sofort ausgeführt, Begründung erforderlich*	**300**
19	dto. von 20.00–22.00 Uhr von 6.00– 8.00 Uhr	**450**
20	dto. von 22.00– 6.00 Uhr	**620**
21	*Visite auf Pflegestationen mit Pflegepersonal, z. B. Alten- oder Pflegeheim, bei regelmäßiger Tätigkeit des Arztes auf der Pflegestation in festgelegten Visitenintervallen und Betreuung von bis zu 2 Patienten an demselben Tag, je Patient*	**150**

| **22** | *Einzelvisite auf der Pflegestation mit Pflegepersonal, nur auf besondere Anforderung (Alten- oder Pflegeheim)* | **250** |

| **23** | *Visiten auf Pflegestationen mit Pflegepersonal, z. B. Alten- oder Pflegeheim, bei regelmäßiger Tätigkeit des Arztes auf der Pflegestation in festgelegten Visitenintervallen und Betreuung von 3 und mehr Patienten an demselben Tag, je Patient* | **120** |

Anmerkung:
Neben den Leistungen nach den Nummern 17-23 sind die Leistungen nach den Nummern 1-8 sowie 25-32 nicht berechnungsfähig.

Bemerkung:
Nach den Nummern 22 und 23 sind routinemäßige Besuche bzw. Visiten eines regelmäßig auf der jeweiligen Pflegestation eines Alten-/Pflegeheimes tätigen Arztes abzurechnen.
Die regelmäßige Besuchs- und Behandlungstätigkeit muß ausdrücklich vereinbart sein, sonst können Besuche nach Nr. 25 bzw. Nr. 36 abgerechnet werden.
Im Gegensatz zu Nr. 21 darf bei Nr. 22 oder 23 die Nr. 10, 11 oder 13 nicht abgerechnet werden.

Definition der „sozialen Gemeinschaft"
bei Altenheimen
Der medizinisch notwendige Besuch für den 2. und jeden weiteren Kranken derselben sozialen Gemeinschaft im zeitlichen Zusammenhang ist nach GNR 32 (früher 5F) berechnungsfähig.
Unter „derselben sozialen Gemeinschaft" sind grundsätzlich alle Formen des Zusammenlebens, z. B. die Familie, Lebensgemeinschaft und Wohngemeinschaft in einer Wohnung, in einem Einfamilienhaus, im Altenheim und im Kinderheim zu verstehen.
Wegen der Unterschiede in der Unterbringung von Altenheimbewohnern ergeben sich komplizierte Abgrenzungen der sozialen Gemeinschaften. Wenn

überwiegend gemeinsam bestimmte Einrichtungen benutzt werden, wie sanitäre Einrichtungen, Küchen, Aufenthaltsräume, Sozialräume, dann spricht man von einer sozialen Gemeinschaft. Leben die vom Arzt aufgesuchten Kranken in ihren eigenen Wohnungen (abgeschlossene Wohnung mit eigener Kochgelegenheit), so handelt es sich jeweils um getrennte soziale Gemeinschaften (z. B. Ehepaar in einer Altenwohnung). Wenn die Altenheimbewohner in ihrem Zimmer jedoch nur wohnen und im gemeinsamen Speiseraum die Mahlzeiten einnehmen, dann handelt es sich um „dieselbe soziale Gemeinschaft".

24 *Einzelvisite aus der Sprechstunde, am Wochenende, Feiertag sowie am 24. und 31. Dezember* **357**

Neue Anmerkung:
Die Leistungen nach den Nummern 19, 20 oder 24 sind auch dann berechnungsfähig, wenn die Einzelvisite wegen der Art der Erkrankungen zu diesen Zeiten dringend erforderlich war.

Kommentar:
Durch diese Anmerkung wird jetzt klargestellt, daß auch Visiten nach Nr. 19, 20 oder 24 dann abgerechnet werden können, wenn die Einzelvisite nachts, an Samstagen, Sonntagen, gesetzlichen Feiertagen sowie am 24. und 31. Dezember nicht dringend angefordert und sofort ausgeführt wird, sondern aus medizinischen Gründen zu diesen Zeiten erforderlich ist und nicht auf „übliche Visitenzeitpunkte" verschoben werden kann.

Besuch

25 Besuche im Rahmen des organisierten Notfalldienstes sind bei Tage nach Nr. 25 und bei Nacht - bestellt und ausgeführt zwischen 20.00 und 8.00 Uhr - nach Nr. 28 zu berechnen, wenn der Notfalldienst nicht von einem niedergelassenen Kassenarzt oder dessen persönlichem Vertreter wahrgenommen wird. **275**

Anmerkung:
Es fehlt zur alten Gebührenordnung der Zusatz „... einschl. Beratung ...". Dies bedeutet, daß Beratungsleistungen, sofern nicht ausdrücklich ausgeschlossen (wie die Nummern 1-8, 100 und 165), zusammen mit der Besuchsnummer angesetzt werden können (z. B. die Nummern 10, 11 und 13, aber auch die Untersuchungsnummern, die eine Beratung enthalten, z. B. 800, 820, 850, 60, 61).
Die Leistungen nach den Nummern 25-30 und 32 sind nicht neben folgenden Nummern berechenbar: 1-8, 17-24, 149.

26 *Besuch dringend* **360**

27 *Besuch dringend aus der Sprechstunde* **500**

28 *Besuch 20-22 Uhr und 6-8 Uhr* **500**

29 *Besuch 22-6 Uhr* **700**

Anmerkung:
Der Zusatz „... oder wegen der Beschaffenheit der Krankheit gesondert notwendig ..." fehlt in der neuen Nr. 26, erscheint aber als Fußnote zu den Nummern 28-30. Dies bedeutet, ein zu einem bestimmten Zeitpunkt durch die Art der Erkrankung notwendiger Besuch (z. B. Tumorpatient benötigt Spätinjektion)

kann auch nach den Nummern 28-30 abgerechnet werden, wenn keine unmittelbare Anforderung durch den Patienten vorliegt.

30 *Besuch am Wochenende ab Samstag 8 Uhr, Feiertag sowie am 24. und 31. Dezember* **450**
Die Leistungen nach Nr. 28, 29 oder 30 sind auch dann berechnungsfähig, wenn der Besuch wegen der Art der Erkrankung zu diesen Zeiten dringend erforderlich war. Der Arzt erhält für jeden Besuch Wegegeld oder eine Wegepauschale. Näheres ist vertraglich zu regeln.

Anmerkung:
Dies bedeutet, ein zu einem bestimmten Zeitpunkt durch die Art der Erkrankung notwendiger Besuch (z. B. Tumorpatient benötigt Spätinjektion) kann auch dann nach den Nummern 28-30 abgerechnet werden, wenn keine unmittelbare Anforderung durch den Patienten vorliegt. Wichtig ist, daß der Zeitraum um den Heiligen Abend und Silvester erweitert wurde und die Nummern auch bereits ab Samstag 8 Uhr angesetzt werden können.

32 *Besuch sozialer Gemeinschaft* **130**
Neben den Leistungen nach den Nummern 25-32 sind Beratungen nach den Nummern 1-6 bei derselben Arzt-Patient-Begegnung nicht berechnungsfähig. Bei Besuchen in Altenheimen oder ähnlichen Einrichtungen ist die Nr. 32 nicht berechnungsfähig, wenn der Kranke dort im Rahmen der Sprechstunde behandelt wird.

Anmerkung:
Der Zusatz „... auch z. B. Altenheime ..." unterstreicht, daß mit sozialer Gemeinschaft nicht nur die Familie gemeint ist.
Nach einem Sozialgerichtsverfahren liegt eine abgeschlossene Wohnung dann vor, wenn eine eigene Klingel, ein eigener Briefkasten, eine eigene Koch- oder Waschgelegenheit vorhanden sind.

In einem solchen Fall kommt somit (auch im Altenheim) die volle Besuchsgebühr zum Ansatz. Letzteres gilt natürlich generell für den ersten Patienten bei einem solchen Altenheimbesuch (AZ.: S 5 KA 22/78).

| **33** | *Begleitung ins Krankenhaus* | **500** |

Anmerkung:
Neben der Nr. 33 können die Nummern 40 und 41 berechnet werden, sofern während des Transportes keine anderen abrechnungsfähigen Leistungen erbracht werden. Bei der Berechnung für die Verweildauer zählt der Zeitpunkt bis zur Rückkehr zum Ausgangspunkt.

Nur E-GO (in Hessen auch für RVO: LZ 207i):
Die Arbeitsgemeinschaft stellt fest: Wird ein Vertragsarzt in dringenden Fällen (z. B. zu einem Verkehrsunfall gerufen) und wird der Patient nicht angetroffen, so kann der Vertragsarzt unter Angabe von Gründen die Nummern 26–30 in voller Höhe berechnen.

Anmerkung:
Die Wegegeld- und Pauschalenregelung (RVO-Kassen) wird von jeder Landes-KV gesondert beschlossen.

Für die Ersatzkassen gilt ab 1. 10. 1987 folgende Regelung

| **34** | *Wegepauschale bis 2 km Luftlinie (Tag)* | **5,50 DM** |

| **35** | *Wegepauschale bis 5 km (Tag)* | **11,00 DM** |

| **36** | Pauschale für Besuche im Fernbereich bei mehr als 5 km Radius bei Tagen zwischen 8 und 20 Uhr | **16,00 DM** |

| **37** | Pauschale für Besuche im Kernbereich bis zu 2 km Radius bei Nacht zwischen 20 und 8 Uhr | **11,00 DM** |

| **38** | Pauschale für Besuche im Randbereich bei mehr als 2 km bis zu 5 km bei Nacht zwischen 20 und 8 Uhr | **17,00 DM** |

| **39** | Pauschale für Besuche im Fernbereich bei mehr als 5 km Radius bei Nacht zwischen 20 und 8 Uhr | **23,00 DM** |

Fahrtkostenregelung RVO (KVWL)

| **34** | Bis 2 km |

| **23** | Wegegeld über 2 km
Kilometereintragung auf dem Behandlungsschein unten rechts.

Bemerkung:
Da unterschiedliche Regelungen in den einzelnen Kassenärztlichen Vereinigungen bestehen, ist die zuständige KV zu befragen.

| **40** | Verweilen pro halbe Stunde, Tag | **200** |

| **41** | Verweilen pro halbe Stunde, Nacht | **400** |

Anmerkung:
Die Nummern 40 und 41 sind nicht nur bei Besuchsleistungen, sondern auch in der Praxis berechenbar,

wenn ein Waschen bei dem Patient erforderlich wird und während dieser Zeit keinerlei anderer Tätigkeit nachgegangen werden kann.

| **42** | *Konsil bei Tag* | **110** |

| **43** | *Konsil bei Nacht* | **240** |

Konsiliarische Erörterung zwischen 2 oder mehr Ärzten der von ihnen im unmittelbaren zeitlichen Zusammenhang am Bett des Kranken oder in dessen Wohnung erhobenen Befunde, für jeden Arzt.

Anmerkung:
Die Ärzte müssen sich nicht mehr, wie bisher, am Bett des Patienten treffen, sondern können nacheinander dessen Wohnung aufsuchen und anschließend (z. B. telefonisch) das Konsil abhalten.
„Unmittelbar zeitlicher Zusammenhang" ist für den Zeitraum desselben Kalendertages zu unterstellen.

Eingehende Untersuchungen

| **60** | *Untersuchung zur Erhebung des vollständigen Status (Ganzkörperstatus), einschließlich Befragung, Beratung und Dokumentation über die Gebiete*
– Allgemeinmedizin,
– Innere Medizin,
– Kinderheilkunde | **320** |

Eine mehrfache Berechnung der Nr. 60 im Behandlungsfall bedarf der Begründung.

Bemerkung:
Im Gegensatz zu der Nr. 800 bzw. 820 ist die Nr. 60 erstaunlicherweise durchaus mehrfach im Behandlungsfall abrechenbar. Der Nervenarzt kann diese Position nur im Notfalldienst verwenden.

61 *Vollständige Untersuchung, mindestens eines Organsystems, einschließlich Befragung, Beratung und Dokumentation* **200**

Den Neurologen interessiert hierbei besonders der Bewegungsapparat, z. B. bei einem plötzlich auftretenden heftigen Rückenschmerz mit Ausstrahlung in das linke Bein. Hier muß die Funktionsprüfung der Wirbelsäule im Liegen und Stehen erfolgen, ebenso der neurologische Status der unteren Extremitäten hinsichtlich Motorik, Reflexe und Sensibilität. Eine mehr als 2malige Berechnung der Nr. 61 im Behandlungsfall bedarf der besonderen Begründung.
Zu Nr. 61:
Sie darf neben der Nr. 820 angesetzt werden, z. B. bei Arzneimittelallergien (Organsystem Haut), bei psychosomatischen Patienten (Brust- oder Bauchorgane), bei Parkinson-Patienten oder Patienten mit Dyskinesien (Organsystem Bewegungsapparat).

62 *Zuschlag für symptombezogene klinische Untersuchungen bei einem Hausbesuch oder bei einer Visite nach den Nummern 18–23* **40**

Verordnungen, schriftliche Mitteilungen, Gutachten

70 *Ausstellung von Wiederholungsrezepten und/oder Überweisungsscheinen oder Übermittlung von Befunden oder ärztlichen Anordnungen an den Patienten, im Auftrag des Arztes durch das Praxispersonal, auch mittels Fernsprecher, als alleinige Leistung* **40**

Bemerkung:
Die Nr. 70 ist in der Regel an einem Tage nur einmal ansetzbar, sie kann jedoch 2mal angesetzt werden, wenn z. B. vormittags und nachmittags eine entsprechende Leistung (Wiederholungsrezept, Überweisung) durch die Arzthelferin erfolgt. Auch kann sie

neben einer anderen Untersuchungs- und Beratungsziffer stehen, wenn kein zeitlicher Zusammenhang besteht. Etwa wenn vormittags eine Untersuchung erfolgt und nachmittags ein Überweisungsschein abgeholt wird. Es empfiehlt sich in solchen Fällen, Zeitangaben zu machen.

| 71 | *Ausstellung einer Arbeitsunfähigkeitsbescheinigung gemäß § 3 des Lohnfortzahlungsgesetzes* | **35** |

Bemerkung:
Neben der Bescheinigung der Arbeitsunfähigkeit nach Nr. 71 dürfte in der Regel die Nr. 8 (Beratung mit symptombezogener Untersuchung) anzusetzen sein.

| 74 | *Befundbericht mit kritischer Stellungnahme und Empfehlungen zur Behandlung* | **40** |

| 75 | *Brief ärztlichen Inhaltes in Form einer individuellen schriftlichen Information des Arztes an einen anderen Arzt über den Gesundheits- bzw. Krankheitszustand des Patienten (Anamnese, Befund, epikritische Bewertung, ggf. Therapieempfehlung)* | **80** |

| 7120 | *Versandpauschale Standardbrief* | **1,00 DM** |

| 7121 | *Versandpauschale, Brief mit höherem Gewicht oder größerem Format* | **2,00 DM** |

| 7130 | *Pauschale für Leistungen nach den Nummern 33 oder 77, pro Schreibmaschinenseite* | **3,00 DM** |

| 7140 | *Pauschale für Fotokopien von Befunden, ausschließlich für den mit- oder weiterbehandelnden Arzt* | **RVO 0,20 DM**
EK 0,30 DM |

7111   *Versandpauschale für Röntgenaufnahmen*   **4,00 DM**

Bemerkung:
Fotokopien von Befunden sind berechnungsfähig, wenn sie weitergeleitet werden an den mitbehandelnden Arzt, den konsiliarisch tätigen Arzt sowie den im Krankenhaus tätigen Arzt, darüber hinaus dem Vertrauensarzt. Die Berechnung erfolgt je Seite, also z. B. 7140·5.
Entgegen der früheren Regelung ist jetzt auch Briefporto für die RVO-Kassen berechenbar.

Telefonkosten

8023   Nach den allgemeinen Bestimmungen kann der Arzt Telefongesprächseinheiten berechnen, die ihm entstehen, wenn er mit einem Krankenhaus betreffs einer erforderlichen stationären Behandlung Rücksprache nimmt. Hierunter fallen Telefonate mit den Krankenhausärzten zur Frage ob, wann und wo eine Krankenhausbehandlung notwendig ist. Die Zahl der Gesprächseinheiten und der Name des Gesprächspartners sind anzugeben. Als nicht offizielle Kodenummer hat die KBV die Nr. 8023 festgelegt.
Beispiel: Dringende Krankenhauseinweisung.
8023 (15 Einheiten Uni Heidelberg).

Sonderleistungen

200   *Verband*   **45**

Anmerkung:
Dies ist besonders bei Überprüfung von Muskeln und Nerven mittels elektrophysiologischer Leistungen

möglich, wenn der zu untersuchende Muskel geschient und verbunden ist.

| 202 | Schanz-Halskrawattenverband | 65 |

Blutentnahmen, Injektionen, Infusionen, Transfusionen, Infiltrationen, Implantationen

| 250 | Blutentnahme durch Venenpunktion | 50 |

| 251 | Blutentnahme durch Arterienpunktion | 100 |

| 252 | Injektion intrakutan, subkutan, submukös, subkonjunktival oder intramuskulär | 40 |

| 253 | Injektion intravenös | 80 |

| 266 | Intrakutane Reiztherapie (Quaddelbehandlung), je Sitzung | 60 |

| 267 | Medikamentöse Infiltrationsbehandlung, je Sitzung | 80 |

| 271 | Infusion intravenös, von 10–30 Minuten Dauer | 140 |

| 272 | Infusion intravenös, Dauer mehr als 30 Minuten | 220 |

Anmerkung:
Die Position 271 und 272 kann auch dann berechnet werden, wenn sie durch entsprechend qualifiziertes

Praxispersonal in Anwesenheit des Arztes erbracht wird.

Bemerkung:
Gegenüber der früheren Regelung können Einmalinfusionsbestecke, -katheder sowie -infusionsnadeln, z. B. Butterflysystem und Einmalbiopsienadeln gemäß EBM abgerechnet werden, entweder über die Direktverordnung oder den Sprechstundenbedarf.

Punktionen

| 305 | Punktion der Liquorräume | 380 |

Physikalische Leistungen

| 539 | Ultraschallbehandlung, je Sitzung | 45 |

| 548 | Hochfrequenzdiathermie (Mikro-, Kurz-, Dezimeterwellen), je Sitzung | 30 |

| 549 | Hochfrequenzdiathermie (Mikro, Kurz-, Dezimeterwellen) bei Behandlung verschiedener Körperregionen in einer Sitzung, je Sitzung | 50 |

| 551 | Anwendung nieder- und/oder mittelfrequenter Ströme, auch bei wechselnder Anwendung verschiedener Impuls- und Stromformen, ggf. unter Anwendung von Saugelektroden, je Sitzung | 40 |

| 555 | Gezielte Elektrostimulation, bei spastischen und/oder schlaffen Lähmungen, je Sitzung | 120 |

| 425 | Transkutane elektrische Nervenstimulation (TENS) zur Schmerzausschaltung, einschließlich Einweisung des Patienten zur Selbstanwendung, je Sitzung | 150 |

Sonderleistungen

| 680 | Direktionale Doppler-sonographische Untersuchung der Strömungsverhältnisse in den hirnversorgenden Arterien und den Periorbitalarterien (mindestens 6 Ableitungen), einschließlich graphischer Registrierung | 600 |

| 681 | Transkranielle Doppler-sonographische Untersuchung einschließlich graphischer Registrierung, ggf. zusätzlich zur Leistung nach Nr. 680 | 680 |

| 682 | Frequenzspektrumanalyse, zusätzlich zu den Leistungen nach Nr. 680 oder 681, einschließlich graphischer oder Bilddokumentation | 250 |

| 685 | Sonographische Untersuchung der Arterien und/oder Venen der Extremitäten oder der extrakraniellen Hirngefäße mittels Real-time-Verfahren (B-Mode), einschließlich Bilddokumentation zusätzlich zu den Leistungen nach Nr. 671, 677 oder 680 | 280 |

686 *Sonographische Untersuchung der extrakraniellen Hirngefäße mittels Duplex-Verfahren, ggf. zusätzlich zur Leistung nach Nr. 680*   **600**

Bemerkung:
Die Nr. 681 kann alleine oder neben der Nr. 680 abgerechnet werden.
Neben der Leistung nach Nr. 686 sind die Leistungen nach den Nummern 682 und 685 nicht berechnungsfähig.

Neurologie, Psychiatrie, Kinder- und Jugendpsychiatrie, Psychosomatik und Psychotherapie

800 *Erhebung des vollständigen neurologischen Status (Hirnnerven, Reflexe, Motorik, Sensibilität, Koordination, extrapyramidales System, Vegetativum, hirnversorgende Gefäße), ggf. einschließlich Beratung und Erhebung ergänzender psychopathologischer Befunde, einschließlich Dokumentation, einmal im Behandlungsfall*   **320**

Kommentar:
Wie aus der Leistungslegende ersichtlich, ist zur Erbringung der Leistung die Erhebung des vollständigen neurologischen Status erforderlich. Zu den einzelnen Untergruppen, z. B. Hirnnerven, Reflexe usw. wird nicht eine Vollständigkeit im Sinne von allen vorhandenen, in Lehrbüchern aufgeführten Untersuchungsverfahren erwartet. Zur Dokumentation eines unauffälligen neurologischen Befundes hat sich der abgebildete Stempel bewährt.

Beispiel für einen Stempel:

DOKUMENTATION Nr. 800 **Diagnose:**	Datum: Name:
Reflexe	Sensibilität
Koordination:	EPMS:
Motorik:	Hirnnerven:
Vegetativum:	Gefäße:

801

Neu

Klinisch-neurologische Überprüfung des Verlaufs einer Erkrankung des Zentralnervensystems und/oder einer systematischen Erkrankung der Muskulatur oder des peripheren Nervensystems und Beratung des Kranken unter Einbeziehung der dokumentierten Ergebnisse des zugrundeliegenden neurologischen Status nach Nr. 800, einschließlich ergänzender Dokumentation **170**

Anmerkung:
Eine mehr als 2malige Berechnung der Nr. 801 im Behandlungsfall bedarf der besonderen Begründung.

Kommentar:
Ergänzend zum vollständigen neurologischen Status nach Nr. 800 können ab 1. 4. 1989 klinisch-neurologische Kontrolluntersuchungen nach zuvor durchgeführtem neurologischen Status nach Nr. 800 durch Ansatz der neuen Nr. 801 abgerechnet werden. Lediglich die mehr als 2malige Berechnung der Nr. 801 im Behandlungfall (= Quartal) bedarf der besonderen Begründung.

802

Neu

Elektroenzephalographische Untersuchung, einschließlich Provokationen **450**
(Neue Bewertung)

| **803** | Elektroenzephalographische Untersuchung bei einem Kind bis zum vollendeten 6. Lebensjahr, einschließlich Provokationen | **500** |

| **804** | Elektroezephalographische Untersuchung nach mindestens 24stündigem Schlafentzug – bei Kindern bis zum vollendeten 10. Lebensjahr nach mindestens 5stündigem Schlafentzug – ggf. einschließlich Schlafableitung und weiteren Provokationen | **650** |

| **805** | Messung visuell, akustisch oder somatosensibel der evozierten Hirnpotentiale (VEP, AEP, SSEP) | **800** |

Bemerkungen:
Wird ein evoziertes Potential im zeitlichen Zusammenhang mit einem EEG abgeleitet, kann neben der Nr. 805 die Nr. 802 bzw. 803 abgerechnet werden. Diese Abrechnung mehrerer evozierter Potentiale ist in der Regel nicht angezeigt. Sollten in seltenen Ausnahmefällen aufgrund verschiedener Verdachtsdiagnosen 2 unterschiedlich evozierte Potentiale zweckmäßig erscheinen, kann dafür die Nr. 805 unter Angabe der Art der evozierten beiden Potentiale 2fach angesetzt werden.

| **806** Neu | Langzeitelektroenzephalographische Untersuchung über mindestens 18 Stunden | **800** |

| **808** | Elektrostimulation von Muskeln zur Bestimmung der Rheobase und Chronaxie | **130** |

| **809** Neu | Elektromyographische Untersuchung mit Oberflächenelektroden oder elektroneurographische Untersuchung mit Bestimmung(en) der Nervenleitgeschwindigkeit
(Änderung der Leistungslegende) | **180** |

Alt	Elektromyographische Untersuchung mit Bestimmung der motorischen und/oder sensiblen Nervenleitgeschwindigkeit(en)	
810 Neu	Elektromyographische (Nadelelektroden) und ggf. elektroneurographische Untersuchung eines Muskels und des versorgenden Nerven *(Änderung der Leistungslegende und -bewertung)*	550
Alt	Elektromyographische (Nadelelektroden) und elektroneurographische Untersuchung eines Muskels und des versorgenden Nerven (600)	
811 Neu	Elektromyographische (Nadelelektroden) und ggf. elektroneurographische Untersuchung von mehr als einem Muskel und den versorgenden Nerven *(Änderung der Leistungslegende und -bewertung)*	750
Alt	Elektromyographische (Nadelelektrode) und elektroneurographische Untersuchung von mehr als einem Muskel und den versorgenden Nerven (800)	
812 Neu	Zuschlag zu den Leistungen nach den Nummern 809-811 bei Bestimmung(en) der sensiblen Nervenleitgeschwindigkeit *(Änderung der Leistungslegende)*	140
Alt	Zuschlag zu den Leistungen nach der Nr. 810 oder 811 bei Bestimmung(en) der sensiblen Nervenleitgeschwindigkeit	

Anmerkung
Richtige Interpretationen der Leistungslegenden bei den Nummern 809-812.
Je nach apparativer Anwendung bestehen bei der *Elektromyographie* Ableitungsmöglichkeiten sowohl mit Oberflächenelektroden (nur bei Nr. 809) als auch mit Nadelelektroden (obligat bei Nr. 810 bzw. 811). Bei beiden Ableitungsmöglichkeiten kann sich diese ent-

weder auf einen Muskel und versorgender Nerv oder auf mehr als einen Muskel und versorgende Nerven beziehen.

Auch bei der *Elektroneurographie* bestehen Ableitungsmöglichkeiten mit Oberflächenelektroden (OE) oder mit Nadelelektroden (NE). Wird außerdem die sensible Nervenleitgeschwindigkeit erbracht, kann sie auch zusätzlich abgerechnet werden.

Bitte beachten:
Bei der Nr. 811 erfolgt die Abrechnung wie bei der Nr. 810 (mehr als ein Muskel und versorgende Nerven). Die Punktzahl wurde seit dem 1. Juli 1988 von 800 auf 750 Punkte gesenkt.

814 *Echoenzephalographische Untersuchung, einschließlich graphischer oder Bilddokumentation* **90**
Neu *(Änderung der Leistungsbewertung)*

816 *Systematische sensomotorische Übungsbehandlung ... ggf. in mehreren Sitzungen (Dauer insgesamt 45 Minuten)* **450**

Kommentar:
Statt „je Sitzung" heißt es nun „ggf. in mehreren Sitzungen", wobei die Behandlungsdauer insgesamt 45 Minuten betragen muß. Diese Änderung wurde auch bei der Nr. 817 vorgenommen (Gruppenbehandlung mit 2-6 Teilnehmern).
Neu *(Änderung der Leistungslegende)*

Psychiatrie, Kinder- und Jugendpsychiatrie

820 *Erhebung des vollständigen psychiatrischen Status (Bewußtsein, Orientierung, Affekt, Antrieb, Wahrnehmung, Denkablauf, mnestische Funktionen) unter Einbeziehung der lebensgeschichtlichen und sozialen Daten, ggf. einschließlich Beratung und Erhebung ergänzender neurologischer Befunde, einschließlich schriftlicher ärztlicher Aufzeichnungen* 320
Neu *(Änderung der Leistungslegende)*

Bemerkung:
Eine mehrfache Berechnung der Leistung nach Nr. 820 im Behandlungsfall bedarf der besonderen Begründung.

Kommentar:
Während der vollständige psychiatrische Status nach Nr. 820 bisher nur einmal im Behandlungsfall abrechnungsfähig war, kann ab dem 1.4.1989 die Nr. 820, soweit erforderlich, im Behandlungsfall auch mehrfach berechnet werden, wobei es jedoch dann der besonderen Begründung bedarf.

Kombination 800–820:
Diese Berechnung nebeneinander ist möglich und sollte dann angesetzt werden, wenn beide Untersuchungen vollständig erforderlich und durchgeführt wurden.
Der Kommentar von H. Wetzel und R. Liebold sagt zur Frage der Kombinationshäufigkeit der Nummern 800 und 820: „Die Häufigkeit der Kombination 800–820 entscheidet alleine die Ärztegruppe, die diese Leistungen zu erbringen hat."

Beispiel für einen Stempel:

DOKUMENTATION	Datum: **Name:**
Nr. 820	Diagnose:
Orientierung:	Stimmung:
Mnestik:	Rapport:
Antrieb:	Bewußtsein:
Kontakt:	
Biographische Anamnese:	

825   *Behandlung eines psychopathologisch definierten Krankheitsbildes durch syndrombezogene verbale Intervention*   **250**

Bemerkung:
Es handelt sich nach der Leistung um eine psychiatrische Behandlung. Die Leistung muß also wesentlich über ein Gespräch des Arztes mit seinem Patienten hinausgehen, das normalerweise als Beratung nach den Nummern 1-4 oder 8 zur Abrechnung kommt. Das Gespräch muß eine therapeutische Zielsetzung und einen entsprechenden Inhalt haben.
Die Kombination mit der Nr. 820 ist gegeben.

826   *Behandlung eines psychopathologisch definierten Krankheitsbildes als Sofortmaßnahme bei akuter psychischer Dekompensation (z. B. Suizidversuch, akute Psychose), einschließlich syndrombezogener verbaler Intervention*   **500**

Bemerkung:
Die Berechnung der Nr. 826 neben der Nr. 820 ist möglich, da beide Leistungsinhalte deutlich unterschiedlich sind. Auf jeden Fall schließen sich die Nummern 820 und 826 gegenseitig nicht aus.

830 *Erhebung der Fremdanamnese, ggf. bei mehreren Personen über einen psychisch Kranken, einmal im Krankheitsfall* **200**

Bemerkung:
Die Nr. 830 kann nicht neben den Nummern 840 und 841 abgerechnet werden. Die Fremdanamnese nach Nr. 830 wird als Familienanamnese bei dem Ehepartner bzw. Angehörigen oder als echte Fremdanamnese bei Arbeitgeber oder Arbeitskollegen eines psychisch Kranken durchgeführt. Der Kranke selbst kann bei der Anamnese durchaus anwesend sein.

835 *Unterweisung und Führung des Bezugsperson(en) im Zusammenhang mit der Behandlung eines psychisch Kranken, insgesamt pro Behandlungsfall* **250**

836 *Einleitung und Koordination flankierender therapeutischer und sozialer Maßnahmen während der kontinuierlichen Betreuung eines psychisch Kranken, einmal im Behandlungsfall* **300**

Bemerkung:
Die Nr. 836 entspricht der Nr. 12 bei Jugendlichen bis zum vollendeten 16. Lebensjahr. Voraussetzung für die Abrechnung der Nr. 836 ist die kontinuierliche Betreuung des psychisch Kranken durch den abrechnenden Arzt. Mit dieser Gebühr werden die vielfältigen schriftlichen, telefonischen und auch in persönlichen Gesprächen erfolgenden Bemühungen des Arztes im Zusammenhang mit der Einleitung und Koordination flankierender therapeutischer und sozialer Maßnahmen, z. B. Kur, Heilverfahren, Arbeitsversuch, Entwöhnungsbehandlung, Kontakte zu Behindertenwerkstätten, Sozialstationen, Kliniken und Heimen abgerechnet.
Die Nr. 836 ist hierzu eine als analog zu bezeichnende Position, nur bezogen auf die Erwachsenen. Hierzu erklärt die KBV, daß bei der Formulierung der Leistungslegende allerdings nicht an den psychisch

Kranken gedacht wurde, der sich bereits in Heimbetreuung befindet und dem dadurch bereits viele oder fast alle Probleme der Lebensführung abgenommen werden. Übernimmt jedoch der Arzt die gesamte ambulante Betreuung eines psychisch Kranken, wie sie oben bei der Darstellung des Leistungsinhaltes zu Nr. 12 geschildert wurde, besteht die Berechtigung zur Abrechnung der Nr. 836.

840 *Erhebung der biographischen Anamnese zur Psychopathologie eines Kindes oder Jugendlichen unter Einschaltung der Bezugs- und/oder Kontaktperson und Berücksichtigung der entwicklungspsychologischen Gesichtspunkte, mit schriftlicher Aufzeichnung, ggf. in mehreren Sitzungen* 550

Neu *(Änderung der Leistungslegende)*

Bemerkung:
Die Leistung nach Nr. 840 ist im Krankheitsfall nur einmal berechnungsfähig.
Neben der Nr. 840 ist die Berechnung einer Fremdanamnese nach Nr. 830 oder einer biographischen Anamnese nach Nr. 860 nicht möglich.

841 *Erhebung des vollständigen psychiatrischen Status bei einem Kind oder Jugendlichen, ggf. unter auch mehrfacher Einschaltung der Bezugs- und/oder Kontaktperson unter Berücksichtigung der entwicklungspsychologischen Gesichtspunkte, einschließlich schriftlicher ärztlicher Aufzeichnung, ggf. einschließlich Beratung und Erhebung ergänzender neurologischer Befunde, ggf. in mehreren Sitzungen* 650

Neu *(Änderung der Leistungslegende und -bewertung)*

Bemerkung:
Die Berechnung der Nr. 841 neben der Nr. 840 ist möglich. Die Nr. 841 kann nur einmal im Quartal angesetzt werden.
Bisher waren nach den alten Gebührenordnungen diese beiden Leistungen hinsichtlich der Durchfüh-

rung begrenzt auf Kinder- und Jugendpsychiater und solche Nervenärzte und Psychiater, die eine mindestens 1jährige Weiterbildung in der Kinder- und Jugendpsychiatrie nachweisen konnten. Diese einschränkende Bestimmung ist in den neuen Vertragsgebührenordnungen nicht mehr enthalten.

845 *Behandlung eines psychopathologisch definierten Krankheitsbildes bei einem Kind oder Jugendlichen durch syndrombezogene verbale Intervention unter Einbeziehung der dokumentierten Ergebnisse des zugrundeliegenden psychiatrischen Status nach Nr. 841* **700**
Neu *(Änderung der Leistungslegende)*

Bemerkung:
Die Nr. 845 kann neben der Nr. 840 und 841 berechnet werden.

846 *Behandlung eines psychopathologisch definierten Krankheitsbildes bei einem Kind oder Jugendlichen durch syndrombezogene verbale Intervention und gleichzeitiger Einbeziehung der Bezugs- und/oder Kontaktperson und der dokumentierten Ergebnisse des zugrundeliegenden psychiatrischen Status nach Nr. 841* **900**
Neu *(Neue Leistungsposition)*

Bemerkung:
Die Nr. 846 kann nicht mit der Nr. 845 kombiniert werden. Sie kann aber neben den Nummern 840 und 841 abgerechnet werden.

847 *Eingehende situationsbezogene Anleitung der Bezugs- und/oder Kontaktperson eines Kindes oder Jugendlichen mit psychopathologisch definiertem Krankheitsbild, insgesamt pro Behandlungsfall* **600**
Neu *(Neue Leistungsposition)*

Bemerkung:
Neben der Leistung nach der Nr. 846 sind die Leistungen nach den Nummern 845 und 847 nicht berechnungsfähig.
Neben den Leistungen nach den Nummern 846 und 847 ist die Leistung Nr. 835 nicht berechnungsfähig.

Psychosomatik

850 *Differentialdiagnostische Klärung psychosomatischer Krankheitszustände mit schriftlichem Vermerk über die ätiologischen Zusammenhänge, einschließlich Beratung bis zu 2mal im Behandlungsfall* **250**

Bemerkung:
Neben der Nr. 850 ist die Nr. 820 anrechenbar, auch kann neben der Nr. 850 eine 800 angeschrieben werden.
Nicht kombiniert werden können mit dieser Ziffer die Nummern 860, 825 und 851.

851 *Verbale Intervention bei psychosomatischen Krankheitszuständen unter systematischer Nutzung der Arzt-Patienten-Interaktion, je Sitzung (Dauer mindestens 20 Minuten)* **300**

Bemerkung:
Neben der Leistung nach der Nr. 851 sind die Leistungen nach den Nummern 13, 850 und 855–858 nicht berechnungsfähig.
Maßnahmen der psychosomatischen Grundvorsorge nach dem Leistungsinhalt der Nummern 850 und 851 darf mit Einwilligung der für seinen Kassenarztsitz zuständigen kassenärztlichen Vereinigung ein an der kassenärztlichen Versorgung teilnehmender Arzt ausführen, wenn er seiner kassenärztlichen Vereinigung eine mindestens 3jährige Erfahrung in selbstverantwortlicher ärztlicher Tätigkeit, den Erwerb von

Kenntnissen in einer psychosomatisch orientierten Krankheitslehre sowie reflektierter Erfahrungen über die psychodynamische und therapeutische Bedeutung der Arzt-Patienten-Beziehung nachweist.

Die Nummern 850 und 851 müssen grundsätzlich vom Arzt selbst erbracht werden und können nicht delegiert werden.

Die Nr. 850 darf neben der Nr. 800 zur differentialdiagnostischen Klärung psychosomatischer Erkrankungen, z. B. bei der Migräne, angesetzt werden.

Neben der Nr. 850 können die Nummern 800, 820, 825, 826, 835, 840, 860, 865, 866, 870 und 875 angesetzt werden.

Neben der Nr. 851 können die Nummern 800, 820, 830, 835 und 836 angesetzt werden. (Ausschlußziffern s. Anhang).

855 *Übendes Verfahren (autogenes Training, Relaxationsbehandlung nach Jacobson) als Einzelbehandlung einschließlich verbaler Intervention und Einführung des Patienten in das Verfahren, je Sitzung (Dauer mindestens 25 Minuten)* **300**

Bemerkung:
Das respiratorische Biofeedback fällt nicht unter diese Leistungslegende.

856 *Übende Verfahren (autogenes Training, Relaxationsbehandlung nach Jacobson) als Gruppenbehandlung (2-10 Teilnehmer), einschließlich verbaler Intervention und Einführung der Patienten in das Verfahren, je Teilnehmer und Sitzung (Dauer mindestens 50 Minuten)* **90**

857 *Übende Verfahren (autogenes Training, Relaxationsbehandlung nach Jacobson) als Gruppenbehandlung bei Kindern und/oder Jugendlichen, einschließlich verbaler Intervention und Einführung der Patienten in das Verfahren, je Teilnehmer und Sitzung (Dauer mindestens 30 Minuten)* **110**

| 858 | Behandlung einer Einzelperson durch Hypnose einschließlich verbaler Intervention, Dauer mindestens 15 Minuten | **200** |

Bemerkung:
Eine Behandlung nach Nr. 858 ist nur bei Einzelpersonen anwendbar. Gruppenhypnosen sind keine berechnungsfähigen Leistungen.
Übende und suggestive Techniken (autogenes Training, Jacobson-Relaxationstherapie, Hypnose) nach dem Leistungsinhalt der Nummern 855, 856, 857 und 858 darf mit Einwilligung der für seinen Kassenarztsitz zuständigen kassenärztlichen Vereinigung ein an der kassenärztlichen Versorgung teilnehmender Arzt ausführen, wenn er der kassenärztlichen Vereinigung gegenüber nachweist, daß er entweder im Rahmen der Weiterbildung zum Psychotherapeuten oder Psychoanalytiker Kenntnis und Erfahrung in diesen Techniken erworben hat, oder wenn er an 2 Kursen von jeweils 8 Doppelstunden im Abstand von mindestens 6 Monaten in den jeweiligen Techniken mit Erfolg teilgenommen hat.
Übende und suggestive Techniken nach den Nummern 855-858 können auch von Diplom-Psychologen durchgeführt werden unter Aufsicht und Anleitung eines Arztes, der selber die Qualifikation zur Durchführung dieser suggestiven Techniken erworben hat. Voraussetzung ist, daß ein Diplom-Psychologe dem Arzt gegenüber eine entsprechende Qualifikation nachweisen kann.

Psychotherapie

Tiefenpsychologisch fundierte Psychotherapie nach dem Leistungsinhalt der Nummern 860, 865, 870, 875, 876 darf nur ein Arzt ausführen, wenn er der kassenärztlichen Vereinigung gegenüber die Be-

rechtigung zum Führen der Zusatzbezeichnung „Psychotherapie" nachgewiesen hat.
Tiefenpsychologisch fundierte und analytische Therapie nach dem Leistungsinhalt der Nummern 860, 865, 870 und 875-878 darf nur ein Arzt ausführen, wenn er seiner kassenärztlichen Vereinigung gegenüber die Berechtigung zum Führen der Zusatzbezeichnung „Psychoanalyse" nachgewiesen hat.
Verhaltenstherapie nach dem Leistungsinhalt der Nummern 860, 866, 880, 885 und 886 darf nur ein Arzt durchführen, der seiner kassenärztlichen Vereinigung gegenüber die Berechtigung zum Führen der Zusatzbezeichnung „Psychotherapie" oder „Psychoanalyse" und den Erwerb eingehender Kenntnisse und Erfahrungen auf dem Gebiet der Verhaltenstherapie nachgewiesen hat.
Psychotherapie bei Kindern und Jugendlichen nach dem Leistungsinhalt der Nummern 860-886 darf nur ein Arzt ausführen, der seiner kassenärztlichen Vereinigung gegenüber die Berechtigung zum Führen der Zusatzbezeichnung „Psychotherapie" oder „Psychoanalyse" und den Erwerb von eingehenden Kenntnissen und Erfahrungen auf dem Gebiet dieser Psychotherapie bei Kindern und Jugendlichen nachgewiesen hat.
Die Nummern 865, 866, 870, 875-878, 880, 885 und 886 können an Psychologen oder analytische Kinder- und Jugendlichenpsychotherapeuten delegiert werden, wenn diese über die entsprechende Qualifikation verfügen und der delegierende Arzt selber über den Zusatz „Psychotherapie" oder „Psychoanalyse" verfügt und diese Therapieverfahren regelmäßig anwendet.
Die Nr. 860 muß vom Arzt selber erbracht werden und kann nicht delegiert werden. Der Diplom-Psychologe, an den delegiert worden ist, kann die biographische Anamnese nur über eine der probatorischen Sitzungen abrechnen.

860 *Erhebung einer biographischen Anamnese unter neurosenpsychologischen oder verhaltensanalyti-*

schen Gesichtspunkten mit schriftlicher Aufzeichnung, einschließlich Beratung des Kranken, ggf. in mehreren Sitzungen

Bemerkung:
Neben der Leistung nach Nr. 860 sind die Leistungen nach den Nummern 820, 840, 841, 865, 866 und 875-886 nicht berechnungsfähig.
Neben der biographischen Anamnese kann aber am gleichen Tag eine körperliche Untersuchung oder ein EEG durchgeführt werden, so daß die Kombination z. B. 860, 800, 802 möglich ist.
Die Leistung nach Nr. 860 ist im Krankheitsfall nur einmal berechnungsfähig.

865 *Tiefenpsychologisch fundierte Psychotherapie bis zu 15 Sitzungen (Kurzzeittherapie), je Sitzung (Dauer mindestens 50 Minuten, ggf. Unterteilung in 2 Einheiten von 25 Minuten)* **900**

Bemerkung:
Die Kurzzeittherapie ist eine Einzeltherapie. Sie muß spätestens nach 15 Sitzungen à 50 Minuten oder 30 Sitzungen à 25 Minuten abgeschlossen sein.
Stellt sich während der Kurzzeittherapie heraus, daß eine Langzeittherapie erforderlich ist, muß bis zur 10. Sitzung das Gutachterverfahren eingeleitet worden sein.
Bei einer Kurzzeittherapie nach Nr. 865 ist auch dann ein Gutachterverfahren erforderlich, wenn diese Kurzzeittherapie in den ersten 2 Jahren nach Beendigung einer psychotherapeutischen Behandlung für indiziert gehalten wird. Wird eine Kurzzeittherapie erst im 3. Jahr nach Beendigung der psychotherapeutischen Vorbehandlung erforderlich, kann auf das Gutachterverfahren verzichtet werden.
Mit der Nr. 865 werden auch die 5 probatorischen Einzelsitzungen gekennzeichnet, egal, ob man im Anschluß daran eine Kurzzeittherapie dann mit der Nr. 865 à 15 Sitzungen macht oder eine Therapie über das Gutachterverfahren nach Nr. 875 oder 877 einleitet.

Die 5 probatorischen Einzelsitzungen nach Nr. 865 werden über den Krankenschein abgerechnet.
Die Möglichkeit, die früher bestanden hat, 5 probatorische Gruppensitzungen über den Krankenschein abzurechnen, besteht nicht mehr.

866 *Verhaltenstherapie bis zu 15 Sitzungen (Kurzzeittherapie), je Sitzung (Dauer mindestens 50 Minuten, ggf. Unterteilung in 2 Einheiten von jeweils mindestens 25 Minuten Dauer)* **900**

Bemerkung:
Es gelten die gleichen Anmerkungen wie zu Nr. 865.

870 *Einleitung oder Verlängerung der tiefenpsychologisch fundierten oder analytischen Psychotherapie, einschließlich Antrag auf Feststellung der Leistungspflicht im Rahmen des Gutachterverfahrens, ggf. einschließlich Besprechung mit dem nichtärztlichen Psychotherapeuten* **550**

Bemerkung:
Diese Ziffer kann nur vom Arzt geltend gemacht werden und wird über den Krankenschein abgerechnet. Das trifft sowohl zu, wenn der Arzt die Psychotherapie selber durchführt, als auch, wenn er sie an einen Psychologen delegiert hat.

875 *Tiefenpsychologisch fundierte Psychotherapie als Einzelbehandlung, je Sitzung (Dauer mindestens 50 Minuten)* **1000**

Bemerkung:
Im Erstantrag werden 50 Stunden beantragt, falls diese Anzahl nicht ausreicht, können maximal weitere 30 Sitzungen über ein erneutes Gutachterverfahren beantragt werden. Die Einzeltherapie nach Nr. 875 kann auch in halbstündigen Sitzungen unter entsprechender Vermehrung der Gesamtsitzungszahl An-

wendung finden, wenn eine niederfrequente Therapie in einer längerfristigen, Halt gebenden, therapeutischen Beziehung indiziert ist. Diese Sonderform einer tiefenpsychologisch fundierten Psychotherapie bedarf der Begründung im Gutachterverfahren.

876 *Tiefenpsychologisch fundierte Psychotherapie als Gruppenbehandlung, je Sitzung (Dauer mindestens 100 Minuten)* **350**

Bemerkung:
Seit Juni 1988 kann nur derjenige Psychotherapeut eine tiefenpsychologisch fundierte oder analytische Gruppenpsychotherapie oder Verhaltenstherapie in Gruppen durchführen, der nachweisen kann, daß er mindestens 40 Doppelstunden analytischer oder tiefenpsychologisch fundierter bzw. verhaltenstherapeutischer Selbsterfahrung in der Gruppe und mindestens 24 Doppelstunden eingehender Kenntnisse in der Theorie der Gruppenpsychotherapie und Gruppendynamik erworben hat. Darüber hinaus ist es erforderlich, daß er mindestens 60 Doppelstunden kontinuierlicher Gruppenbehandlung – auch in mehreren Gruppen unter Supervision von mindestens 40 Stunden – tiefenpsychologisch fundiert oder analytischer Psychotherapie oder mit Verhaltenstherapie durchgeführt hat.
Im Erstantrag werden 40 Doppelstunden beantragt. In besonderen Fällen und erneuter Einleitung des Gutachterverfahrens können maximal 20 weitere Doppelstunden genehmigt werden.
Die Gruppe darf maximal 9 Teilnehmer haben.

877 *Analytische Psychotherapie als Einzelbehandlung, je Sitzung (Dauer mindestens 50 Minuten)* **1000**

Bemerkung:
Bei der analytischen Psychotherapie können bis zu 160 Stunden beantragt werden, in besonderen Fällen bis zu 240 Stunden

878 *Analytische Psychotherapie als Gruppenbehandlung (6-9 Teilnehmer), je Teilnehmer und Sitzung (Dauer mindestens 100 Minuten)* **350**

Bemerkung:
s. Bemerkung unter Nr. 876.
Bei der analytischen Gruppenbehandlung werden in der Regel bis zu 80 Doppelstunden übernommen, in besonderen Fällen bis zu 120 Doppelstunden, nach erneutem Gutachterverfahren.

880 *Einleitung oder Verlängerung der Verhaltenstherapie, einschließlich Antrag auf Feststellung der Leistungspflicht im Rahmen des Gutachterverfahren, ggf. einschließlich Besprechung mit dem nichtärztlichen Psychotherapeuten* **550**

Bemerkung:
s. Bemerkung unter Nr. 870.

885 *Verhaltenstherapie als Einzelbehandlung, je Sitzung (Dauer mindestens 20 Minuten, höchstens 2 Sitzungen pro Tag)* **500**

Bemerkung:
In der Regel werden bis zu 40 Stunden übernommen, in besonderen Fällen bis zu 60 Stunden nach erneuter Einleitung eines Gutachterverfahrens.

886 *Verhaltenstherapie als Gruppenbehandlung (2-9 Teilnehmer), je Teilnehmer und Sitzung (Dauer mindestens 50 Minuten oder mindestens 100 Minuten bei höchstens 2 Sitzungen pro Tag)* **170**

Bemerkung:
Bei einer Sitzungsdauer von mindestens 100 Minuten ist die Leistung nach Nr. 886 2mal berechnungsfähig. Verhaltenstherapie kann nur in Kombination mit der Einzeltherapie auch als Gruppenbehandlung durch-

geführt werden, wobei die in der Gruppentherapie erbrachte Doppelstunde auf das Gesamttherapiekontingent wie eine Einzelstunde angerechnet wird.

Testverfahren

890 Anwendung und Auswertung von Fragebogentests (z. B. MPT, IPQ, Hanes, FPI, Gießen-Test), bis zu 2 Tests, je Test **60**

Bemerkung:
Bei der Ausfüllung der Fragebogen ist die Anwesenheit des Arztes in der Regel nicht erforderlich.
Während der Durchführung oder Fortsetzung einer bewilligten Psychotherapie können Testverfahren nach der Nr. 890 als Bestandteil der Therapie mit besonderer Begründung bis zu 3mal zusätzlich berechnet werden.

891 Anwendung und Auswertung orientierender Testverfahren (Raven-Test, Wartegg-Zeichen-Test, Haus-Baum-Mensch, Rosenzweig, Benton, d2), bis zu 3 Tests, je Test **120**

892 Anwendung und Auswertung von Funktionstests (z. B. GFT, Frostig, KTK, DRT), mit schriftlicher Aufzeichnung, je Test (auch höchstens 3 Tests im Behandlungsfall) **300**

895 Anwendung und Auswertung projektiver Testverfahren (CAT, Schwarzfuß, Sceno, TAT- oder Rorschach-Kurzform), mit schriftlicher Aufzeichnung, insgesamt im Behandlungsfall **400**

| 896 | Anwendung und Auswertung standardisierter Intelligenz- und Entwicklungstests (HAWIE, IST/Amtauer, Kramer) mit schriftlicher Aufzeichnung, insgesamt im Behandlungsfall | 700 |

| 897 | Anwendung und Auswertung aufwendiger projektiver Testverfahren (Rorschach, TRT) mit schriftlicher Aufzeichnung, insgesamt im Behandlungsfall | 1000 |

Bemerkung:
Neben der Nr. 897 kann die Nr. 895 nicht berechnet werden.
Die Kombination der übrigen testpsychologischen Ziffern ist je nach Indikationsstellung möglich. Wie häufig die einzelnen Ziffern im Behandlungsfall - sprich: Quartal - angesetzt werden können, geht aus der Leistungslegende bzw. den Anmerkungen hervor.

Laboruntersuchungen

| 3550 | Bestimmung der Blutkörperchensenkungsgeschwindigkeit | 30 |

| 3510 | Erythrozytenzählung | 32 |

| 3511 | Leukozytenzählung | 32 |

| 3514 | Hämatokrit | 32 |

Bemerkung:
Untersuchung in einem Körpermaterial mittels beschichteter Reagenzträger und apparativer Messung (z. B. Reflektionsmessung) je Untersuchung.

Kommentar:
Hierunter fallen Untersuchungen mit Reflektometern und anderen Systemen der sog. Trockenchemie.

3630	Glukose	**40**
3631	Harnstoff	**40**
3632	Kreatinin	**40**
3633	Bilirubin	**40**
3635	Cholesterin	**40**
3636	Triglyzeride	**40**
3642	Hämoglobin	**40**
3645	CK	**40**
3646	LDH	**40**
3647	GOT	**40**
3648	GPT	**40**
3649	Gamma-GT	**40**
3650	Theophyllin	**40**

3709 *Höchstwert für die Untersuchungen nach den Nummern 3630–3650* **240**

Bemerkung:
Auch aus nervenärztlicher Sicht muß überlegt werden, ob ein Trockenlabor in Zukunft nicht sinnvoll ist, da Teststreifen in immer preiswerterem Maße mit Reflektometern zur Verfügung stehen und die apparative Untersuchung recht einfach ist.
Die laborchemischen Untersuchungen können mit der medikamentösen Einstellung bei Epileptikern, bei Parkinson-Patienten, bei depressiven Patienten oder Psychosen konsequent durchgeführt werden und werden sogar zwingend gefordert.
Als Problembereich muß darauf hingewiesen werden, daß die Punktzahl bis jetzt mit 70% bewertet wird, so daß eine entsprechende Abwertung des Punktwertes bei Laboruntersuchungen zu erwarten ist und eine Kostendeckung somit schwerlich erreicht werden kann.

Fallbeispiele

Neurologie

1. **M. Parkinson**
   1. Behandlungstag:
      800, 802, 814, 10, 7120, 75,
      ggf. 680 (Ausschluß zerebraler Gefäßprozeß),
      ggf. 11 (bei lebensbedrohlicher Erkrankung).
   2. Tag:
      801, 820 (psychiatrische Diagnose begründen).
   3. Tag:
      801, 10 (Begründung, z. B. Neueinstellung der Medikation).

2. **Migräne**
   Psychosomatisches Syndrom: Ausschluß zerebrale Raumforderung
   1. Behandlungstag:
      800, 802, 680, 814, 10, 75, 7120,
      Ergänzung 850.
   2. Tag:
      8, 851.
   3. Tag:
      851.
   4. Tag:
      801, 805 (EVP)
      (ophthalmologische Form).

3. **Epilepsie**
   Ausschluß Gefäßprozeß; epileptische Wesensänderung
   1. Behandlungstag:
      800, 802, 680, 820, 825, 7120, 75.
   2. Tag:
      804, 10.

3. Tag:
830, 835 / Fremdanamnese (einmal im Krankheitsfall), Unterweisung der Bezugsperson.
4. Tag:
802, 10 (Medikamentenumstellung), ggf. laborchemische Untersuchungen.
5. Tag:
801, 814, 171, 11
(Humangenetische Beratung, lebensbedrohliche Erkrankung).

4. Hirntumor, hirnorganische Wesensänderung

1. Behandlungstag:
800, 802, 805 (AEP), 820, 75, 7120.
2. Tag:
830, 801, 11 (Schwere der Erkrankung).
3. Tag:
801, 814, 10.

5. Zerebraler Gefäßprozeß, hirnorganisches Psychosyndrom

1. Behandlungstag:
800, 820, 680, 802, 814, 75, 7120.
2. Tag:
801, 820 (Begründung, z. B. akute Dekompensation), 802, 10.
3. Tag:
830 (Fremdanamnese).

6. Multiple Sklerose: depressives Syndrom

1. Behandlungstag:
800, 802, 805 (EVP)*, 805 (SSEP)*, 814, 11, 75, 7120.
2. Tag:
801, 820, 830, 835.
3. Tag:
801, 10, 805 (EVP)*.
* Begründung geht aus der Diagnose hervor.

7. Unklarer Kopfschmerz, depressives Syndrom

1. Behandlungstag:
800, 802, 805 (EVP), 814, 75, 7120.

2. Tag:
850, 825, 830.
3. Tag:
820, 825.
4. Tag:
801, 10.

8. **Kleinhirnbrückenwinkeltumor**

1. Behandlungstag:
800, 802, 814, 805 (AEP), 11, 75, 7120.

9. **Contusio cerebri, Durchgangspsychose**

1. Behandlungstag:
800, 802, 820, 814, 11, 75, 7120.
2. Tag:
802, 825, 830, 835.
3. Tag:
801.

10. **Kopfschmerz; Ausschluß einer zerebralen Raumforderung**

1. Behandlungstag:
800, 802, 814, 75, 7120,
ggf. ergänzen durch 680 und 805,
ggf. ergänzen durch 850,
ggf. ergänzen durch Laboruntersuchungen wie BSG, Diabetes,
ggf. ergänzen durch psychiatrische Diagnosen (820-825).

11. **Vertebrobasiläre Insuffizienz; Ausschluß Kleinhirnbrückenwinkeltumor**

1. Behandlungstag:
800, 802, 814, 680, 805 (AEP), 75, 7120.

12. **Zerebrovaskuläre Insuffizienz mit hirnorganischem Psychosyndrom**

1. Behandlungstag:
800, 802, 820, 680, 814, 10, 75, 7120.

13. Zerebrovasculäre Insuffizienz; Karotisstenose

1. Behandlungstag:
   800, 802, 814, 680, 11, 75, 7120.

14. TIA-Attacke

1. Behandlungstag:
   800, 802, 814, 680, 75, 7120.

15. Unklare Sehstörungen; Verdacht auf vertebrobasiläre Insuffizienz

1. Behandlungstag:
   800, 802, 680, 805 (EVP), 75, 7120,
   bei einer Kontrolluntersuchung zusätzlich
   805 (AEP) und 801.

Anmerkung:
Sämtliche Gefäßprozesse können ggf. zusätzlich durch eine transkranielle Doppler-Sonographie, Duplex-Sonographie und Frequenzanalyse ergänzt werden (681, 682, 685, 686).

16. Periphere Nervenerkrankung

1. Behandlungstag:
   800, 808, 811, 812, 805 (SSEP), 75, 7120.
2. Tag:
   8, 809, 555.

17. Karpaltunnelsyndrom: HWS-Syndrom

1. Behandlungstag:
   8, 811, 812, 805 (SSEP), 75, 7120.

18. Engpaßsyndrom; Ausschluß Polyneuropathie, Differentialdiagnose: radikuläres Syndrom

1. Behandlungstag:
   800, 811, 812, 805 (SSEP), 10, 75, 7120.
2. Tag:
   801, 10.

19. **Myopathie: Ausschluß Systemerkrankung**
    1. Behandlungstag:
       800, 811, 805 (SSEP), 11, 75, 7120.
    2. Tag:
       801, 811,
       ggf. Laborparameter.

20. **Polyradikulomyelitis**
    1. Behandlungstag
       800, 802, 811, 805 (SSEP), 11, 75, 7120.
    2. Tag:
       801, 808, 811,
       ggf. Laborparameter.

21. **Wurzelirritation L 5/S 1; Ausschluß zentrale Monoparese**
    1. Behandlungstag:
       800, 802, 811, 805 (SSEP), 75, 7120.
    2. Tag:
       801, 811.
    3. Tag:
       8, 810.

22. **Periphere Fazialislähmung; Ausschluß zerebrale Raumforderung**
    1. Behandlungstag:
       800, 802, 814, 805 (AEP), 75, 7120.
    2. Tag:
       8, 808, 810, 555.

Psychiatrische Erkrankungen

1. **Psychotische Episode; Differentialdiagnose: hirnorganisches Psychosyndrom**
   1. Behandlungstag:
      820, 830, 802, 825, 835, 75, 7120
      (Begleitung des Ehemannes).
   2. Tag:
      825.
   3. Tag:
      820, 825
      (Verschlechterung der Krankheitssituation).

2. **Akute Psychose**
   1. Behandlungstag:
      820, 826, 830, 835, 75, 7120.

3. **Akute depressive Reaktion mit Suizidversuch**
   1. Behandlungstag
      820, 826, 830, 835, 75, 7120.

4. **Depressives Syndrom**
   1. Behandlungstag:
      820, 825, 830, 835, 890, 891, 272, 75, 7120.
   2. Tag:
      825, 272.
   3. Tag:
      825, 272.

5. **Hirnorganisches Psychosyndrom**
   1. Behandlungstag:
      800, 820, 814, 802, 830, 835, 75, 7120.

6. **Involutionsdepression; zerebrovaskuläre Insuffizienz**
   1. Behandlungstag:
      800, 820, 802, 814, 75, 7120.

7. **Neurotische Depression**

   1. Behandlungstag:
   820, 825 oder 850, 800, 802.
   2. Tag:
   825, 830, 835,
   bei Einleitung flankierender therapeutischer Maßnahmen (z. B. Kur, Berufsförderung) Nr. 836.

8. **Sexualkonflikte**

   1. Behandlungstag:
   820, 13.
   Bei der Nr. 13 muß darauf hingewiesen werden, daß die Nummern 10 und 11 daneben nicht abgerechnet werden dürfen.

9. **Anorexia nervosa, Ausschluß Hirntumor**

   1. Behandlungstag:
   800, 820, 830, 835, 802, 75, 7120.
   Bei Anorexiepatienten könnte im Ansatz die Nr. 11 gerechtfertigt sein.

10. **Alkoholismus; Polyneuropathie**

    1. Behandlungstag:
    800, 820, 811, 802, 250, 3550, 830, 835, 75, 7120.
    Bei Einleitung flankierender Maßnahmen, z. B. Entwöhnungsbehandlung am Quartalsende 836.

Psychiatrische und neurologische Störungen bei Kindern und Jugendlichen

Zur Erinnerung:

802   EEG bei Kindern *ab* 6. Lebensjahr!
803   EEG bei Kindern *bis* zum vollendeten 6. Lebensjahr!
840   Biographische Anamnese (einmal im Krankheitsfall).

841 Psychiatrische Untersuchung (einmal im Behandlungsfall/Quartal).
845 Psychiatrische Behandlung des Kindes.
846 Behandlung eines psychopathologisch definierten Krankheitsbildes durch syndrombezogene verbale Intervention unter Einbeziehung der Bezugsperson *(neu)*.
847 Eingehende situationsbezogene Anleitung der Bezugs- oder Kontaktperson(en) eines Kindes oder Jugendlichen mit psychopathologisch definiertem Krankheitsbild *(neu)*.

1. Frühkindlicher Hirnschaden, Autismus

1. Behandlungstag:
   800, 802, 814.
2. Tag:
   840, 841, 847, 75, 7120.
3. Tag:
   846.
4. Tag:
   846,
   evtl. humangenetische Beratung (171).

2. Lern- und Leistungsstörungen, Verhaltensstörungen, Ausschluß FKH

1. Behandlungstag:
   800, 802, 814.
2. Tag:
   840, 841, 845, 75, 7120.
3. Tag:
   846, 847.

Anhang

Die wichtigsten bei derselben Nervenarzt-Patienten-Begegnung ansetzbaren Honorarziffern (Stand 1. 4. 1989)

In keinem Fall sind nebeneinander ansetzbar:

1, 2, 3, 10, 11, 13, 100, 165, 171, 180, 190, 825, 845, 846, 850, 851, 860-886.

Bekannte Ausschlußbestimmungen (also *nicht* kombinierbar):

10	mit 1-6, 8, 17, 22, 23;
11	mit 1-6, 8, 17, 22, 23;
13	mit 1-6, 8, 17, 22, 23.
820	mit 860;
826	mit 825, 845, 851;
835	mit 845-847;
835	mit 12;
840	mit 830, 860;
841	mit 830, 860;
846	mit 845, 847, 835;
847	mit 835.
17-24	mit 1-6, 8, 17, 22, 23;
25-32	mit 1-6, 8, 100, 165.

1 - 4 - 8 - 100 .. nur einmal neben Sonderleistungen, falls mehrfach am Tag: Uhrzeit und Begründung angeben.

Keine Ausschlüsse bekannt (also miteinander kombinierbar):

800 .... mit 2, 3, 10-13, 17-24, 25-30, 40-50, 305, 600, 680, 681, 802-817, 820, 825, 826, 830, 835, 836, 840, 841, 845-847, 850, 851, 890-897, 950-955- 1530 (einmal im Behandlungsfall - Dokumentation).

801 .... mit denselben Ziffern wie bei Nr. 800 (mehr als 2mal im Behandlungsfall: Begründung),

820 .... mit 2-6, 8, 12, 17-33, 40-50, 60-63, 800-817, 825, 826, 830, 835, 836, 840-847, 850-858, 865-886, 890-897, 530, 1585, 1590 (mehrfach im Behandlungsfall: Begründung - Aufzeichnungen, nicht Dokumentation).

825 .... mit 4, 5, 6, 8, 17-33, 40-50, 60-63, 800-817, 820, 830, 835, 836, 890-897, 1530, 1585, 1590.

826 .... mit 1-8, 10-13, 17-33, 40-50, 60-63, 800-817, 820, 830, 835, 836, 840, 841, 850.

830 .... mit 1-8, 10-13, 61-63, 800-817, 820, 825, 826, 835, 836, 850, 851 (einmal im Behandlungsfall).

835 .... mit allen, aber nicht mit 845-847,

836 .... steht einmal im Behandlungsfall in der Regel allein.

840 .... mit 1-8, 10-13, 17-33, 40-50, 60-63, 800-817, 820, 826, 841, 845-847, 890-897 (einmal im Behandlungsfall).

841 .... mit 2-8, 10-17, 25-33, 40-50, 60-63, 800-817, 826, 840, 845-847, 850, 890-897 (einmal im Behandlungsfall).

845 .... mit 4-8, 17-33, 40-50, 800-817, 840, 841, 890-897.

846 .... mit allen wie unter Nr. 845
847 .... mit allen außer Nr. 835.

850 .... mit 8, 17-33, 40-50, 800-817, 841, 890-897 (2mal im Behandlungsfall).

851 .... mit 4-8, 17-33, 40-50, 800-817, 820, 826, 835, 836.

855-858 und 860-886:
jeweils .... mit 4, 5, 6.

(Ausschlußkombinationen nach Dr. H. Rauchfuß/BDN)

MIX
Papier aus verantwortungsvollen Quellen
Paper from responsible sources
FSC® C105338

If you have any concerns about our products,
you can contact us on
ProductSafety@springernature.com

In case Publisher is established outside the EU,
the EU authorized representative is:
**Springer Nature Customer Service Center GmbH
Europaplatz 3, 69115 Heidelberg, Germany**

Printed by Libri Plureos GmbH
in Hamburg, Germany